Birgid Windisch

AF186762

Mit einem Schlag ist alles vorbei

Erlebnisbericht

Dieses Buch habe ich für all die Menschen geschrieben, die mit ansehen müssen, wie ein geliebter Angehöriger, nach der Reanimation, lebt, bzw. überlebt.

Von heute auf morgen – nach der Wiederbelebung, nach längerem Sauerstoffmangel im Gehirn - ist nichts mehr wie zuvor. Wie fühlt man sich, wenn man täglich den geliebten Menschen in der Intensivstation besucht, immer wieder hofft, vor Entscheidungen gestellt wird, nach gutem Wissen und Gewissen entscheidet, danach mit sich hadert und jeden Tag so gut lebt, wie es eben möglich ist. Der Schmerz, den geliebten Menschen hilflos und bloßgestellt, reduziert auf seine Körperfunktionen, zu sehen. Dem Auf und Ab bei jedem Besuch. Der Alltag, der irgendwie, irgendwann bewältigt werden muss, ist weg.

Immer, wenn ich dieses neue Leben kaum noch aushalten konnte, habe ich mich in meinen Vater hineinversetzt - wie **er** sich bei all dem fühlen könnte und das half mir und nahm einen Teil dieser Angst vor der ungewissen Zukunft vor falschen Entscheidungen, weg.

Deswegen hat in diesem Buch mein Vater auch eine Stimme und ich erzähle an seiner Stelle für ihn.

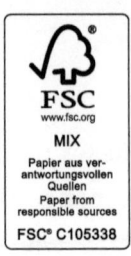

Impressum:

Bibliografische Information der Deutschen
Nationalbibliothek: Die Deutsche
Nationalbibliothek verzeichnet diese
Publikation in der Deutschen
Nationalbibliografie; detaillierte
bibliografische Daten sind im Internet über
dnb.dnb.de abrufbar.

Herstellung und Verlag: BoD – Books on
Demand, Norderstedt

ISBN: 9783749446841

Für meine Eltern

Klaus und Helga Windisch

In Liebe

Birgid Windisch

Mit einem Schlag ist alles vorbei

Leben nach der Reanimation

Dieses Buch ist für dich, Papa - den besten und stärksten Mann der Welt!

1. Mein Vater

war ein Mann wie ein Baum. Er war stark und hatte tolle Muskeln. Er konnte alles und wusste immer Rat. Wenn wir ein Problem hatten, gingen wir zu ihm und er half uns sofort. Er wusste immer den Weg, wenn wir irgendwohin fahren mussten, zum Beispiel zum Arzt und den Weg nicht wussten. Er reparierte alles und konnte toll malen und die schönsten Witze erzählen.

Er traf immer den richtigen Ton beim Singen und hielt ihn, auch wenn neben ihm alle anders sangen. Vor seinen Schlaganfällen, im Alter von 56 und 58 Jahren, spielte er zweistimmig Mundharmonika und konnte mit der Zunge noch Begleitung dazu spielen. Das, ebenso wie das Ziehharmonikaspielen, hatte er sich selbst beigebracht. Alles was er konnte, übte er mit uns, wenn wir Interesse daran zeigten und Talent dafür hatten.

Ich lernte von ihm Witze erzählen, Stimme halten - zweistimmig singen und malen. Durch ihn, achtete ich auf meine musischen Talente und ließ ihnen Raum. Ich hatte viel von ihm geerbt. Er konnte auch anders sein, jähzornig und laut und wild. Dann war es besser, ihm aus dem Weg zu gehen - auch das habe ich von ihm.

Nur eines war mein Vater nicht - hilflos.

Deshalb brach es uns fast das Herz, sein Leiden mit anzusehen, seine und auch unsere Hilflosigkeit, weil wir ihm nicht helfen konnten. Nichts tun zu können, ist das Schlimmste gewesen - es auszuhalten, Tag für Tag - vier Jahre lang, dass er so ein Leben hatte. Reduziert erst auf die paar qm zuhause, und als wir nicht mehr konnten - auf das Pflegeheim.

2. Der Sturz

2011 war Papa, wie so oft, mit unserem Nachbarn in seiner Werkstatt. Die beiden verstanden sich gut und hatten immer ein Projekt, an dem sie gerade werkelten. So mosteten sie zum Beispiel Wein, aus allen möglichen Früchten im Garten, räucherten Fisch und vieles mehr.

So auch an diesem Tag. Papa wollte noch etwas holen. Wahrscheinlich Apfelwein aus dem Keller, als er plötzlich umfiel. Der Nachbar bemerkte es nicht sofort. Er wollte ihm Zeit lassen - dachte womöglich, dass Papa noch zur Toilette gegangen wäre. Doch als er nun gar nicht mehr zurückkam, ging er nach draußen und da sah er ihn liegen – an der Mauer, auf dem Rücken, den Kopf halb an der Wand.

Er rannte zu meiner Mutter ins Haus, tätigte den Notruf, derweil meine Mutter hinausrannte – und als sie ihn so seltsam daliegen sah, gleich hinter zu mir. Ich wohne gleich hinten, über den Hof.

3. Tod oder Leben?

Klaus

Mit einem Schlag ist alles vorbei.

Das Leben, wie es war, die Träume, der Alltag, alles weg.

Ich bin einfach weg - tot. Sehe mich da liegen und meine Tochter, die versucht, mich wach zu bekommen. Ich sehe, dass ich ganz blau bin, richtiggehend dunkelblau. Meine Tochter zieht meinen Kopf von der Wand weg und meiner Lunge entweicht Luft. Erschrocken erkennt sie, dass ich tot bin. Meine Frau hatte sie gerufen und ihr gesagt, dass ich gefallen bin.

Sie dachte sich nichts Schlimmes, ich war öfter gefallen im letzten Jahr, aber dieses Mal war alles anders. Ich war tot.

„Papa!" rief sie und streichelte mein Gesicht. "Papa, was machst du denn für Sachen!"

Sie war ganz verzweifelt und ich sah, dass sie anfangen wollte, mich wieder zu beleben. Da hörten wir schon das Sanitätsauto mit dem Martinshorn kommen. Ich spürte, dass sie erleichtert war. Sie hatte schon überlegt, wie das ging, mit der Wiederbelebung. Wenn man einen Schock hat, ist das nicht so leicht und ich sah sofort, dass sie unter Schock stand.

Dann kam meine Frau herbeigestürzt. „Was ist denn mit dem Klaus?"

Meine Tochter nahm sie am Arm, als die Sanitäter zu mir kamen und mich gewaltsam noch weiter von der Wand zerrten und führte sie ins Haus. Ein Glück. Ich wollte nicht, dass meine Frau und meine Tochter dabei waren, bei diesem ganzen Brimborium und der Wahrscheinlichkeit, dass alles ganz umsonst war.

Sie fuhren noch zwei Autos auf, einen Notarzt, ein Sanitätsauto. Das erste Auto war das des

Sanitäters, der vor Ort wohnt und am schnellsten da sein kann.

Sie haben so lange an mir herumgedrückt, beatmet, intubiert, Zugänge gelegt, bis ich wieder am Leben war. Nicht stabil, aber immerhin, ein Teil von mir lebte.

Dann fuhren wir ins Krankenhaus - und ich sank ins Vergessen.

Später erfuhr ich, dass sie mich ins künstliche Koma gelegt hatten – in eine Art Narkose, weil sie den Körper herunter kühlten, damit das Gehirn geschont würde und das Absterben der wertvollen Gehirnzellen verhindert, oder wenigstens verlangsamt werden würde. Meine Frau und Tochter waren jeden Tag da und so oft er konnte, auch mein Sohn. Sie hielten meine Hände, streichelten mich und redeten mit mir. Ich spürte, dass ich nicht allein war und dass da Liebe war, aber was noch genau, das konnte ich nicht sagen.

Nach einigen Tagen holten sie mich aus der Narkose zurück, aber ich war noch immer nicht ganz wach. Ich dämmerte dahin, dauernd fummelte jemand an mir herum und tat mir weh. Einmal spürte ich, dass ich in einer Röhre lag, als ich zu mir kam, ein andermal legten sie mir einen weiteren Zugang für Infusionen - eine Arztstimme sprach über mich, Schwestern fassten mich an - und ich lag einfach da und ließ geschehen. Die Machtlosigkeit erschreckte mich nicht, es war einfach so und ich konnte nichts daran ändern.

So verging ein Tag nach dem anderen und ich wurde von Tag zu Tag wacher, doch immer, wenn ich dachte, ich komme ganz ans Licht, sank ich wieder zurück – einfach weg. Meine Frau und Tochter konnte ich zwar mehr und mehr wahrnehmen, aber auch sie blieben doch meist nur schemenhaft.

Helga

Als mein Mann an diesem Tag, dem 19. Februar 2011, mit dem Nachbarn in der Werkstatt war, wie viele Male zuvor, dachte ich mir nichts Böses, als mich plötzlich der Nachbar rief und an die Tür klopfte.

Er rief mir zu, dass Klaus gefallen sei und dass er den Notdienst rufen würde. Dann stürzte er zum Telefon und wählte eine Nummer.

Ich rannte hinaus, sah Klaus da liegen und voller Panik stürzte ich nach hinten, zum Haus meiner Tochter. Ich sagte ihr, dass Klaus gefallen sei und zusammen liefen wir nach vorne.

Sie zog Klaus von der Wand weg und schickte mich ins Haus. Vollkommen durcheinander ging ich hinein und wusste nicht, was tun. Da hörte ich schon das Sanitätsauto kommen und ging wieder an die Tür, um nachzusehen, ob es Klaus besserginge.

Doch ich sah nur ein paar Sanitäter und Sanitäterinnen, die Klaus mit Wiederbelebungsmaßnahmen bearbeiteten. Meine Tochter kam zu mir und führte mich hinein. Sie setzte sich mit mir auf das Sofa und gab mir ein Glas Wasser. Beruhigend murmelte sie auf mich ein. Ich war so durcheinander und konnte keinen klaren Gedanken fassen. Ich wollte zu Klaus, aber es ging nicht.

Kurz nacheinander gingen noch zwei Sirenen und es kamen zwei weitere Autos an. Wir sahen kurz hinaus und dort waren nun mehrere Ärzte und Sanitäter, viele Menschen und alle fuhrwerkten an meinem Mann herum.

Birgit zog mich wieder hinein. Eine der Sanitäterinnen kam herein. Ich kannte sie vom Drogeriemarkt her. Sie sprach beruhigend auf uns ein, dass alles gemacht würde und Klaus in guten Händen sei. Wir sollten drinnen bleiben.

Dann kamen noch mehrere Personen, aber ich weiß nicht mehr, wer alles, ich war so geschockt. Das Nächste, an das ich mich erinnere, ist, dass wir mit einem Koffer auf der Intensivstation waren, wo wir lange vor der Tür warten mussten.

Dann durften wir kurz hinein und Klaus lag da, umhüllt von riesigen Kühlakkus und viele Schläuche führten in ihn hinein. Es piepste und brummte laut. Ich hatte Angst und klammerte mich an eine Hand meiner Tochter, in der anderen hielt ich eine Hand meines Mannes.

Birgit

Als mich Mama holte und ich Papa so dunkelblau an der Wand im Hof liegen sah, den Kopf unnatürlich abgewinkelt, überfiel mich eine tiefe Angst - das war anders als sonst. Ich zog ihn etwas von der Wand weg und Luft entwich seinen Lungen. In der

Altenpflegeschule hatten wir gelernt, dass das bei Toten vorkommt, wenn die Restluft aus der Lunge entweicht.

Ich bekam einen Riesenschrecken und dachte: „Jetzt musst du ihn wiederbeleben!" Es war länger her, seit dem letzten Kurs in Wiederbelebung und ich wusste, dass wieder alles geändert worden war. Die Anzahl der Beatmungsstöße und der Herzdruckmassage. Ich öffnete sein Hemd, da kam schon das Sanitätsauto und ich überließ es erleichtert ihnen, Papa wieder zu beleben.

Ich ging zu meiner Mutter hinein, die geschockt in der Wohnung hin und herlief und lotste sie zum Sofa, wo ich sie dazu brachte, sich hinzusetzen. Sie zitterte vor Angst und Schock und wir hielten uns an den Händen und ich weiß nur noch, dass ich beruhigend auf sie einsprach.

Ich war hin- und hergerissen. Wollte bei Papa sein, wusste aber, dass ich nichts tun konnte und dass ich bei Mama bleiben musste. Papa hätte das auch so gewollt. Sie hatte bereits einen Schlaganfall vor 2 Jahren erlitten und ich konnte an ihrer roten Gesichtsfarbe erkennen, dass der Blutdruck beängstigend hoch sein musste.

Eine Sanitäterin kam herein und versuchte, uns zu beruhigen. Dann kam der Sanitäter, der als erster da gewesen war und rief unseren Hausarzt an, dessen Handynummer er hatte, um ihm zu sagen, dass er nach meiner Mutter sehen sollte.

Der Notarzt wollte die Medikamente meines Vaters wissen und ich drückte ihm alles in die Hand, was ich in der Eile finden konnte. Dann ließ er uns wissen, dass mein Vater ins Erlenbacher Krankenhaus käme und wir lieber hinterherfahren sollten, weil man nicht sicher sein konnte, ob er die nächsten Stunden überleben würde.

Wir rannten kopflos herum, packten irgendwelche Sachen ein und fuhren dem Krankenauto hinterher, nur, um dann dort vor der Intensivstation warten zu müssen.

Dann standen wir fassungslos an seinem Bett. Er war überall verkabelt, Ich zählte 9 Infusionen, dazu der Beatmungsschlauch. Eine Kühlmaschine auf Rollen stand daneben mit der genauen Körpertemperaturanzeige. Die überdimensionalen Kühlakkus waren rund um meinen Vater befestigt. Er lag in Narkose, um besser verkraften zu können, dass sein Körper herunter gekühlt wurde, um seine Gehirnzellen zu schonen und so viele davon zu retten, wie zu retten waren.

Der Arzt sprach mit uns und machte uns keine Hoffnung. Er sagte, man könne nichts sagen. Mein Bruder, den ich per SMS verständigt hatte, traf aus dem Schwarzwald ein und stand genauso geschockt wie wir, um das Bett herum.

Das war der erste Tag von vielen, die mit Hoffen, Bangen, Ängsten, vergingen und an jedem Tag, an dem wir das Krankenhaus betraten, fassten Mama und ich uns angstvoll an den Händen. Wir wussten nie, was uns erwartete. Immer wieder Arztgespräche, immer wieder wurde uns gesagt, wir müssten mit dem Schlimmsten rechnen, immer wieder hatte Papa Lungenentzündungen, Harnwegsinfekte, herausgerissene Katheter, blutigen Urin im Katheterbeutel. Es war furchtbar.

Wir sehnten uns danach, dass er nur einmal unseren Händedruck erwidern würde, aber nichts - keine Reaktion. Wir wussten nicht, ist er noch da, erkennt er uns? Stark war er immer noch, anscheinend wollte er leben, sonst hätte er all die Infektionen nicht überlebt. Immer wieder machten uns die Ärzte Hoffnung, dass er wieder gesund werden würde und so unterschrieben wir alles, was für Papa eine Erleichterung bedeutete. Hinterher dachten wir, wir hätten vielleicht nur sein Leiden verlängert, aber die Ärzte konnten auch nicht anders, dazu wollte er zu offensichtlich leben und war zu vital und stark.

Nach einigen Wochen Bangen und Sorgen wurde er aus der Intensivstation in die Intensivmedizinische Station verlegt, die etwas weniger streng war und wo man nicht das Gefühl hatte, Papas Leben sei unmittelbar bedroht.

4. Hoffnung

Birgit

Von da aus ging es in die REHA, nach Bad Neustadt an der Saale, zwei Autostunden weit weg von uns.

Dort war wieder alles anders. Die Schwestern gestresst, in Zeitnot und der Arzt war nur mit Vorbestellung zu sprechen, kaum greifbar.

Anfangs fuhren wir jeden zweiten Tag hin, doch wenn ich anrief, bekam ich keine Auskunft, was meine Ängste ins Unermessliche steigerte. Ich rief bei der Chefsekretärin des Oberarztes an und dann wurde es etwas besser.

Wir fuhren für eine Woche in die Unterkunft für Angehörige und waren von Nachmittag bis Abend bei ihm. Das half uns und ihm. Wir konnten ihn eincremen und bei der Pflege helfen und nach ihm schauen. Wir ließen ihn seine Lieblingsmusik hören und hielten seine Hände. Wir waren da. Das alleine war schon viel wert. Ich wechselte die Nahrung, die durch eine Ernährungssonde in seinen Magen lief und auch das half viel. Bei den anderen Patienten piepsten die Dinger um die Wette, bis jemand kam und sie wechselte, es war furchtbar.

Klaus

Von Bad Neustadt weiß ich kaum noch etwas. Nur an eine Schwester erinnere ich mich, Schwester Ulla, die sehr nett war und sich wirklich lieb um mich kümmerte. Bei ihr hatte ich das Gefühl, ein Mensch zu sein und nicht ein hilfsbedürftiges, Arbeit machendes Ding.

Helga

Ja, es war schlimm in der Reha und wir waren oft fix und fertig. Viele Male hatte ich Angst auf der Fahrt, dass meine Tochter einschlafen könnte. Zweimal fiel sie kurz in Sekundenschlaf und ich bemühte mich, sie mit Sprechen wachzuhalten. Nicht einfach, wenn man nicht gut sprechen kann, nach dem Schlaganfall, der vorletztes Jahr mein Sprachzentrum getroffen hatte. Und es war so unmenschlich. Soviel Leid, so wenig Zeit für jeden und die ganzen

Therapeuten, die die Patienten herumquälten. So sah es von außen halt aus.

Und überall saßen die Menschen in Rollstühlen und warteten. Saßen einfach da, während die an ihrem Rollstuhl befestigten Ernährungspumpen piepsten.

Ich weiß noch, dass Klaus immer wieder den Schlauch mit dem Sauerstoff aus der Nase riss.

5. Es geht nachhause

Klaus

Irgendwann sagten sie mir, ich käme jetzt bald nachhause und Birgit sollte ein paar Tage dort bleiben, um eingearbeitet werden und dann mit mir heimkommen. Da hatte ich dann gar keine Geduld mehr.

Birgit

Ich war ein paar Tage dort, um mit dem Lifter umgehen zu lernen und es ging soweit ganz gut. Sie hatten ihn nach 3 Wochen entlassen, weil keine Besserung mehr eintreten würde. Er hätte so gut wie kein Kurzzeitgedächtnis mehr und wäre dadurch nicht lernfähig. Aber im Entlassungsbericht würde stehen, dass in einem halben Jahr ein erneuter Rehabilitationsversuch gemacht werden könne.

Ich gab alle von Ärzten verordnete Hilfsmittelrezepte bei einer Sanitätshausfirma ab, wir räumten daheim um, Papas Freund baute uns eine Rampe vom Hof in den Flur und ich war die letzten Tage in der Reha dabei. Die Heimfahrt mit dem Sanitätsauto war schlimm. Der Fahrer hatte sich hoffnungslos verfahren, dabei hatte ich es ihm gesagt, dass es falsch sei und Papa war sehr unruhig, kannte er sich doch im Spessart aus wie in seiner Westentasche.

Helga

Sie kamen nach der Mittagszeit daheim an. Klaus war total zappelig und unruhig. Ich wusste gar nicht, was ich tun sollte. Irgendwie hatte ich gedacht, wenn er daheim ist, wird alles gut und er ist wieder der Alte. Aber das war er nicht. Er war genauso, wie in der Reha und im Krankenhaus. Ich bekam eine Riesenangst.

Birgit

Ich auch. Ich bin ausgebildete Altenpflegerin und habe 5 Jahre in einem Pflegeheim für pflegebedürftige Alkoholiker gearbeitet und dort viele Hirnschädigungen gesehen und mein Vater unterschied sich in manchem kaum von ihnen. Doch ich hatte den Willen, alles zu schaffen.

Klaus

Nach einer langen Fahrt, die ich angeschnallt auf einer brettharten Liege lag und kaum nach draußen sehen konnte, nur Baumwipfel - kamen wir endlich zuhause an.

Doch es sah fremd aus. Als ich krank wurde, war Winter, jetzt war Frühling, fast Frühsommer. Alles sah so anders aus. Statt einer Treppe, führte nun eine Rampe ins Haus und innen war auch alles nicht wie früher. Es gab kein Esszimmer mehr. Stattdessen stand ein Pflegebett da und daneben eine Liege.

Sie verfrachteten mich ohne Umstände ins Bett und da lag ich nun. Die Sanitäter verabschiedeten sich und ich lag da. Frau und Tochter standen daneben und der Hund hopste auch herum.

Ja, das war der Hund meiner Tochter, ich erinnerte mich, aber er war mir lästig, ich wollte ihn verscheuchen und schlug nach ihm. Erschrocken machte er einen Satz und meine Tochter sagte, es sei doch unserer und er sei brav und ich sollte ihn in Ruhe lassen, er freue sich nur....

Sie hingen mir eine Nahrung an und dann kam der Arzt. Den kannte ich und prompt kamen mir die Tränen. Was musste er nur von mir denken, wie ich so da lag.

Dann erinnere ich mich nur noch, dass der Tag irgendwie herumging. Der Abend kam und ich sollte schlafen. Aber wie? Das war so komisch. Das Bett ungewohnt, daneben auf einer Liege schlief meine Frau und ich sollte schlafen, aber ich konnte nicht. Stattdessen rüttelte ich am Gitter und knallte es von einer Seite auf die Andere. Meine Tochter, die im Wohnzimmer auf dem Sofa schlief, erschien und sagte mir, dass ich das bitte lassen sollte. Aber ich wollte nicht. Es tat mir gut, Krach zu machen, zu spüren, dass ich etwas tun konnte.

6. Es ist so schwer...

Helga

Es war furchtbar. Er war nicht mehr wie früher. Er schrie und gab schreckliche Töne von sich, besonders nachts und er rüttelte und knallte das Bettgitter von einer Seite auf die Andere, es hörte sich furchtbar an und manchmal hatte ich fast Angst vor ihm, meinem geliebten Mann, mit dem ich 53 Jahre verheiratet war.

Birgit

Ich tat was ich konnte, machte ihn frisch, bezog das Bett mit Mama immer wieder, denn er war so unruhig, zappelte herum. Er riss am Ernährungsschlauch sowie er nur drankommen konnte und er war immer wieder nass. Wir zogen ihn um, ich versorgte die PEG-Wunde mit frischen Kompressen, ließ die Nahrung laufen. Doch wenn es zu schnell war, musste er brechen, lief es zu langsam, hing er den ganzen Tag bis in die Nacht an der Maschine und war noch unruhiger, wollte den Schlauch immer wieder herausreißen.

Wir schliefen kaum noch.

Der einzige Lichtblick war der tägliche Spaziergang, der gleichzeitig auch sehr anstrengend war, durch all die Gehsteige mit ihren Hindernissen und den Autos, die rücksichtslos vorüberfuhren und nicht anhielten, damit wir über die Straße konnten. Dazu hatte Papa immer noch schnelle Reaktionen, die für uns sehr anstrengend waren. Wenn wir ihn die Rampe ins Haus hochschoben, klammerte er sich meist am Geländer fest. Ich schob und Mama zog von vorne. Er wollte nur helfen. Da es ziemlich schwer war, musste ich Schwung holen und schnell sein, was sicher beunruhigend ist, wenn man in einem Rollstuhl sitzen muss.

Doch wir konnten ihn daheim nur im Bett lassen. Wenn er draußen war, mussten wir ihn die ganze Zeit herum schieben und das konnten wir nicht aushalten, das war übermenschlich anstrengend. Er wollte nicht im Wohnzimmer sitzen, er wollte gar nicht ruhig sitzen. Fernsehen und Musik hören wollte er auch nicht.

Die Ergotherapeutin kam und übte sitzen mit ihm und die Krankengymnastin, bog seine Arme und Beine. Das tat ihm gut.

Die Nächte waren weiterhin furchtbar. Irgendwann konnte ich nicht mehr auf dem Sofa schlafen, mir tat der Rücken weh und die Knie, in denen ich Arthrose habe.

Mama konnte auch nicht mehr daneben schlafen, es zermürbte sie, jede Nacht das Geschrei. Zwischen die Gitter steckten wir Gummihandschuhe, so knallte es nicht mehr so nachts, es war gedämpft.

Ich zog ins Schlafzimmer um und Mama ins Wohnzimmer auf eine Liege. So war es etwas besser, aber noch immer nicht gut.

Wir kamen zusehends mit den Nerven herunter. Manche Tage mussten wir dreimal das Bett beziehen. Papa musste nachts manchmal zweimal oder dreimal umgezogen werden. Ich bestellte bei Ebay Krankenunterlagen, die uns etwas Erleichterung brachten.

Der Arzt versuchte, meinen Vater ruhiger zu bekommen und setzte Neuroleptika an, doch wenn die Wirkung nachließ, war es meist noch schlimmer. Er hatte eine veränderte Wahrnehmung dadurch und manchmal wurde er wütend und wir bekamen Angst.

Heute glaube ich, dass es unerträglich für ihn war, daheim zu sein und nichts tun zu können, nicht einmal sagen, was er möchte.

Klaus

Ich fühlte mich gar nicht zuhause, es war alles komisch und es fehlte mir etwas. Aber was, wusste ich nicht. Birgit sagte einmal, ich würde mein altes Leben vermissen und suchen, aber das könnte ich nicht mehr finden, denn es sei nicht mehr da.

Ich war unruhig und suchte. Ich wollte immer weg, aber wohin? Weg, weg, weg. Und ich sah, wie meine Frau und Tochter immer mehr kaputtgingen und immer nervöser wurden und konnte doch nichts tun, um es ihnen leichter zu machen, es ging einfach nicht.

Meine Frau hat diese Sprachstörungen und findet oft die Worte nicht. Die Hilflosigkeit ließ sie manchmal Dinge sagen, die sie nicht so sagen wollte, aber nicht besser sagen konnte. Ich konnte es nicht aushalten, sie so zu sehen und wurde immer noch unruhiger, auch deshalb. Ich wollte helfen und machte alles nur schlimmer. Ich wollte keine Last sein, ich wollte helfen, doch ich konnte nicht. Ich konnte gar nichts mehr und das machte mich wütend. Am liebsten hätte ich mich umgebracht.

Helga

Es war mein Mann und doch nicht wie mein Mann. Was ihm vorher wichtig war, war es nun gar nicht mehr. Manchmal schämte ich mich, wenn er auf der Straße herumschrie oder mit den Armen und Händen fuchtelte.

Und er war so stark, noch immer. Wir hatten manchmal Angst vor ihm. Dabei wollte er uns nichts Böses, das weiß ich. Er konnte sich nicht ausdrücken, wie er es wollte.

7. Wir geben auf

Birgit

Dann platzte es mir ins Kreuz. Ich konnte nur noch seitwärts verkrümmt laufen unter schlimmen Schmerzen. Ich wusste mir keinen Rat, wir bestellten die Sozialstation. Doch bevor diese morgens ankamen, war Papa bereits nass und ich konnte es nicht aushalten und wusch ihn, zog das Bett ab und ihn frisch an. Es war zermürbend. Der Physiotherapeut leistete erste Hilfe und richtete mich wieder gerade, aber kaum stand ich am Bett, war ich wieder krumm.

Wir gewöhnten uns an, ihn mal von der einen, mal von der anderen Seite zu waschen, damit ich nicht so krumm würde, aber es nutzte nichts.

Ich ging zur Beratung für Angehörige, in der Hoffnung, dort Hilfe vermittelt zu bekommen.

Doch der Mann sagte uns, wenn wir nicht aufhören würden uns aufzureiben, würde es nicht lange dauern und wir lägen selbst im Krankenhaus und Papa käme ins erstbeste Pflegeheim, wo gerade ein Platz frei wäre.

Die einzige Möglichkeit die wir hätten, wäre ein Pflegeheim zu suchen. Ich war verzweifelt, das hatte ich nie gewollt. Der Arzt meinte das Gleiche. Der Rücken sei eine Warnung, dass es einfach zu viel sei für uns...

Ich rief im Pflegeheim im Ort an, in Absprache mit meiner Mutter. Es war voll bis in den Herbst hinein. Keine Möglichkeit der Kurzzeitpflege. Dann rief der Arzt an und siehe da, wir bekamen binnen einer Woche einen Kurzzeitpflegeplatz.

Wir atmeten erst einmal auf.

8. Im Pflegeheim

Helga

Es war komisch. Er war ruhiger dort. Er saß den ganzen Tag am Tisch, denn sie hatten den Versuch, ihn zum Mittagsschlaf hinzulegen schnell aufgegeben, weil er keine Ruhe gab, wenn er im Zimmer war.

Wir mussten ihm Pflegebodies kaufen. Sie zogen ihn nicht dauernd um, so wie wir zuhause. Sie machten überhaupt nicht so ein Gewese, wie wir das getan hatten. Die Pflegebodies wurden im Schritt geschlossen und so konnte er sich nicht selbst ausziehen.

Birgit

Wir waren weiterhin jeden Tag nachmittags spazieren mit ihm und dabei trafen wir oft

Leute, die wir kannten, denn das Pflegeheim war ja im Ort. Das war schön und tat Papa gut.

Klaus

Ich war im Pflegeheim. Erst war es komisch, aber doch nicht unvertraut. Ich war ja lange im Krankenhaus und in der Reha und kannte mich dort aus. Eigentlich war es sogar weniger komisch als daheim.

Viele Patienten dort kannte ich von früher, es waren Menschen aus dem Ort und wir haben uns gegenseitig geholfen. Reden konnte ich immer noch kaum, aber wir verstanden uns auch ohne Worte. Ja, ich wurde in gewisser Weise sogar in mancher Hinsicht gebraucht. Ich war immer ein sehr sozialer Mensch und auch hier kümmerte ich mich, so gut ich konnte, um meine Mitbewohner und winkte zum Beispiel den Schwestern im Speisesaal, wenn am Tisch etwas gebraucht wurde.

Schön war, dass ich von Tag zu Tag etwas besser essen konnte. Nur das Trinken klappte nicht richtig, es wurde angedickt zu einem Brei, dann ging das auch. Klar, oft verschluckte ich mich und hustete lange und laut und nervte alle Mitbewohner. Denn ich musste mich laut räuspern und husten, um meinen Hals frei zu bekommen, was sich wirklich schlimm anhörte, doch ich konnte es nicht ändern. Vom intubieren und beatmen, war mein Hals innen vernarbt.

Alle dort waren nicht gesund und ich fühlte mich nicht so anders, sondern eigentlich ziemlich wohl sogar. Jeden Tag gingen Leute vorbei, die ich alle mit der Zeit kannte und es war immer etwas los.

Birgit

So vergingen die Tage und es bildete sich ein neuer Tagesrhythmus heraus.

Wir kamen nach dem Kaffeetrinken, was meist so um 15 Uhr war, dann zogen wir ihn der Witterung entsprechend an, oder machten ihn frisch, wenn er nass war und wuschen ihn vorher. Unser Hund war anfangs auch immer dabei und so zogen wir vier, mein Vater im Rollstuhl, meine Mutter, Felix und ich, jeden Tag los und liefen spazieren. Wir konnten in zwei Richtungen gehen, doch mit der Zeit hatten wir unsere Lieblingsrichtung, weil es da Bänke zum Sitzen gab und in der anderen Richtung nicht. Meine Mutter brauchte einfach ab und zu eine Verschnaufpause. Meist naschten wir ein paar Kekse und tranken etwas. Im Sommer badete der Hund im Bach. Die Natur war heilsam und tat uns gut. Und es gingen immer wieder bekannte Menschen aus dem Ort spazieren und sprachen mit uns. Das gefiel uns sehr und gab dem Ganzen den Anstrich einer Selbstverständlichkeit.

Felix der Hund, wurde eine vertraute Erscheinung im Pflegeheim und wenn er einmal nicht dabei war, fragten die Leute nach ihm.

Der Sommer verging und es wurde Herbst.

9. Gemeinschaft und Zusammenhalt

Helga

Meine Tochter hatte begonnen, ehrenamtlich ganzheitliche Gedächtnisaktivierung im Pflegeheim zu machen, in zwei Gruppen. Sie hatte sich dafür die Schwächsten herausgesucht. Diejenigen, denen das Denken und Sprechen durch ihre Krankheiten schwerfiel.

Birgit

Genau diese lagen mir besonders am Herzen, denn sie vergaßen viel und wurden deshalb auch am leichtesten vergessen. Sie beschwerten sich nie, äußerten kaum etwas und gingen leicht unter im ständigen Zeitdruck.

Klaus

Es war richtig schön in der Gruppe. Wir saßen im Kreis, fühlten uns mit der Zeit immer mehr zusammengehörig. Wir tasteten fast immer etwas und es war spannend. Manchmal aßen wir Äpfel, oder wir hörten Musikstücke, die wir kannten und an die wir uns erinnerten. Es gab überraschende Erfolge. Manchmal wusste jemand etwas, was Birgit als schwer empfunden hatte und umgedreht wusste auch mal keiner das, was sie als leicht eingestuft hatte. Aber wir lernten zusammen und ich schätzte meine Tochter immer mehr.

Birgit

Es tat gut, wie es den Leuten gefiel. Sie tauten auf und wirkten wieder richtig lebendig. Einfach schön war das und tat mir richtig gut. Mein Vater gab mir zu verstehen, dass es ihm

gefallen würde und das war das schönste
Geschenk für mich.

Klaus

Mit der Zeit kamen Helga und Birgit immer
wieder an die Grenzen ihrer Kräfte und so gab
Birgit ihre ehrenamtliche Tätigkeit wieder auf.
Sie wollte damals vor allem, dass ich in der
Gruppe besser angenommen werde und
integriert bin und das hat sie auch ziemlich gut
hinbekommen. Wir waren ein gutes Team, wir
Kranken und Helga, Birgit und ich, wir waren
uns ganz nah. Auch der Besuch, der sporadisch
kam, war natürlich schön, aber wir waren die
Kerntruppe, wie man so sagt. Der harte Kern.

Helga

Die Zeit verging, es war anstrengend, trotz allem. Wir litten mit Klaus und das kostete Kraft. Wir baten Klaus Freunde vom Gesangverein um Hilfe und sie kamen und fuhren ihn spazieren mit dem Rollstuhl. Solche Freunde gibt es nicht oft.

Birgit

Sie kamen immer zu zweit und fuhren Papa ganz schön weite Strecken. Sie machten Späße mit ihm und er lachte und freute sich. Wir freuten uns mit ihm und in der Zeit, wenn sie bei ihm waren, hatten wir auch keine Schuldgefühle, wenn wir nicht dort waren, weil wir wussten, dass er die Gesellschaft seiner Freunde genoss und glücklich war.

Überhaupt lernten wir in der schweren Zeit, was echte Freundschaft ist. Seine Freunde kamen und schnitten das schon bestellte Holz im Wald, spalteten es und brachten es heim. Als der Nussbaum im Sturm teilweise umfiel, fällten sie das noch stehende Stück und schnitten auch dies. Ohne Papas Freunde wären wir aufgeschmissen gewesen.

Klaus

ich konnte mich bei meinen Freunden nicht bedanken, für alles, was sie für mich und meine Familie taten, aber ich fühlte es und werde es ihnen nie vergessen. Sie sind Freunde in der Not, echte Freunde und ich bin stolz darauf, ihr Freund zu sein.

Epilog

Mein Vater war über vier Jahre im Pflegeheim, bevor er im Juni 2015 starb. Es war ein langer Weg für uns alle. Am meisten natürlich für meine Eltern. Papa wurde immer schwächer und wir kamen immer wieder an unseren Grenzen. Mit der Zeit wechselten wir uns ab mit Besuchen. Wenn seine Freunde vom Gesangverein kamen, eine lange Zeit jede Woche und ihn mit dem Rollstuhl spazieren fuhren, nutzten Mama und ich diese Zeit um einzukaufen oder Gartenarbeit zu machen. Es blieb vieles liegen und dazu hatte Papa das meiste gemacht und fehlte uns an allen Ecken und Enden.

In dieser schweren Zeit gab es immer wieder Hilfe von anderen Menschen, die uns beistanden oder einfach da waren und Papa besuchten, seine Hand nahmen und mit ihm redeten. Drei Geburtstage feierten wir mit ihm, bevor er gehen durfte. Wir wachten abwechselnd an seinem Sterbetag, Mama und ich und sein bester Freund war noch einmal da und hielt seine Hand und verabschiedete sich.

Als ich Mama zu einer kurzen Verschnaufpause heimgefahren hatte und wieder bei Papa war, spürte ich, wie es zu Ende ging. Ich hielt seine Hand und sang ihm eins seiner Lieblingslieder aus der Schubertmesse vor: „Heilig, heilig, heilig – heilig ist der Herr." Dann hörte er auf zu atmen. Ich war so froh, dass ich dabei war und er mir so vertraut hat. Er wollte, dass Mama daheim war, weil er sich Sorgen um sie machte. Bis zuletzt hat er für seine Helga gesorgt.

Mein Vater ist mir in dieser schweren Zeit sehr nahegekommen. Wir hatten es früher manchmal schwer miteinander, aber in Papas Krankheitszeit war nur noch Liebe zwischen uns. Er war und ist mein Papa und ich liebe ihn über alles und werde ihn nie vergessen. Für mich ist er der beste Papa der Welt.

Dieses Jahr hatten wir einen Windschutz für unsere Terrasse gekauft und da wir etwas improvisieren mussten, waren vier der Schrauben ein Stück zu kurz. Wie wir es gewohnt waren, gingen wir in Papas Werkstatt, um Schrauben zu suchen. Vielleicht waren ja welche da. Vergebens, ich fand keine, obwohl ich alle kleinen Schubläden durchsucht hatte. Da kam mein Lebensgefährte herein, sah auf die Werkbank und rief überrascht: "Schau mal!"

Da lagen vier Schrauben, genau in der richtigen Länge und Stärke, für uns bereit. Mir kamen die Tränen. Ich sagte: "Die hat Papa für uns hingelegt!" Und Werner meinte: "Das habe ich mir auch gedacht."

Als Papa damals so krank wurde, habe ich Literatur gesucht – nicht direkt, um Hilfe zu bekommen – sondern zu lesen, dass es auch anderen Menschen so ergangen ist, dass wir nicht allein sind.

Deswegen veröffentliche ich dieses Büchlein nun doch, obwohl ich es ursprünglich nur für Familie, Freunde und Menschen, die Papa gernhatten, geschrieben habe. Ich hoffe, es hilft Menschen, die Ähnliches erleben müssen. Wer das Bedürfnis hat, mir zu schreiben, darf das gerne tun. Meine Mailadresse finden Sie vorn im Impressum.

Und nicht vergessen – so schlimm und schwer diese Zeit ist, so ist sie auch eine Chance, die und sie kann sehr intensiv und erfüllend sein.

Alles Liebe

Birgid Windisch